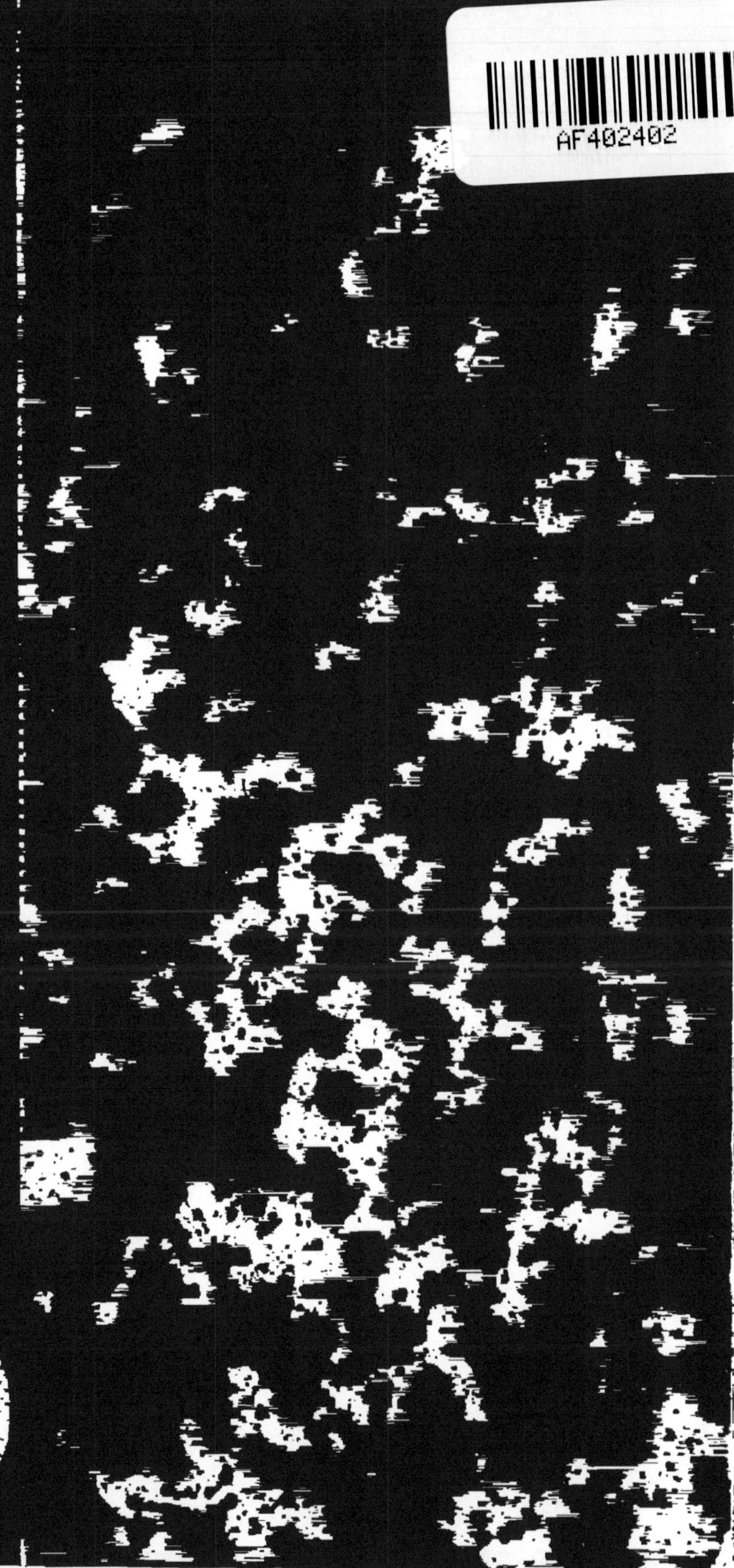

RÉFLEXIONS

SUR LA

CATASTROPHE

DES MINISTRES

DE LA

RÉPUBLIQUE

FRANÇOISE

À

RASTADT.

1799.

La grande sensation qu' excitent certains événemens, écarte presque toujours la réflexion qui seroit nécessaire, pour les bien apprécier. L'assassinat des Ministres de la République Françoise à Rastadt est un événement de ce genre. L'intérêt personnel et les passions s'empressent de le juger; l'homme sensé attend le résultat d'un examen légal et sevère. Anticiper sur ces éclaircissemens, c'est vouloir être dupe de la première calomnie qu'il

4

plait à la méchanceté ou à la sottise d'imaginer. — Il existe un assassinat. Qui l'a commis? Qui l'a ordonné? Si le meurtrier paroit être un soldat, ne s'ensuit-il pas qu'il est l'instrument de son général? Si le coupable est d'une nation à qui nous fesons la guerre, son Gouvernement n'a-t-il pas dirigé le crime? — C'est ainsi que la haine et la folie peuvent raisonner: mais la justice et l'impartialité ont une autre logique.

En apprenant cet attentat, la Cour de Vienne fit tout ce qu'elle auroit fait, si les assassins avoient frappé ses propres ministres. Ses Généraux qui en furent les premiers instruits exprimerent leur étonnement et leur douleur, et promirent la recherche la plus scrupuleuse des coupables. Le Gouvernement, de son côté, regarda cet événement comme un malheur public, et s'empressa d'ordonner les informations les plus exactes. Chacun sentit qu'au milieu des succès de l'Autriche, et des revers de la France, c'étoit là l'incident le plus heureux que le Directoire pouvoit désirer, et la catastrophe que la Cour de Vienne, si elle avoit pu la prévoir, auroit le plus soigneusement écartée.

Mais autant la conduite de la Cour de Vienne montre sa bonnefoi et son respect pour le droit de gens, autant celle du Directoire François excite et justifie la défiance. — Quel avantage pouvoit-il retirer de ce crime! Qui avoit-il intérêt d'en accuser! Quels ressorts faire jouer pour renouveller ces scènes tragi-comiques qui tant de fois lui ont été si utiles ! Voilà les seules idées qui l'ont occupé! Aussi-tôt la toile se lève, et la pièce commence ; mais avec une promptitude qui feroit croire que les rôles en étoient commandés d'avance. — C'est la Cour de Vienne qui a ordonné le crime, qui l'a préparé de loin, qui l'a profondément combiné : ainsi le veut le grand intérêt du Directoire! Il n'y a donc pas à hésiter. Discours véhémens à la tribune, proclamations au peuple et aux armées, pièces de théâtre, fêtes funéraires où l'on traînera des habits ensanglantés, serment des conscrits, dévouement aux furies, cris de vengeance, ce bruyant spectacle frappera l'imagination ; on sera, on se dira électrisé, ou l'on craindra de ne pas le paroître : et au milieu de ce brouhaha, qui osera demander compte au Directoire des causes qui ont renouvellé la guerre ? Qui surtout osera lui refuser et le sang et l'or dont il a besoin pour la soutenir ? — Quoi ! sans examen, sans procédure, accuser un Gouvernement d'un crime inouï ! — Mais si la calomnie se découvre par des recherches légales ! Le Directoire dira, il le publie d'avance, que ces recherches sont l'ouvrage de ses ennemis. — Mais s'ils punissent les auteurs du crime ! Il soutiendra que la Cour de Vienne sacrifie des innocens pour mieux cacher les vrais coupables. — Ainsi le Directoire a tout prévu,

hors ce seul point, qu'en agissant ainsi,
on est secondé, à la vérité, par tout
ce qu'on a de partisans déclarés et secrets, mais que, dans le fait, on n'en
impose qu'à des imbécilles.

C'est cet intérêt si évident du Directoire à soutenir une calomnie dont il
devoit retirer un grand avantage qui a
le plus contribué à me faire suspendre
mon jugement. Je me suis dit : qu'im-
portent ses assertions! il fait son mé-
tier, il a toujours joué le même rôle.
Ses cris de fureur, sa douleur gigan-
tesque, j'avois tout prévu; il n'y a pas
jusqu'à ses fêtes dont je n'eusse deviné
le programme. Mais quoique j'attende,
sans vouloir rien préjuger, le résultat
de l'information officielle ordonnée par

l'Autriche, et à laquelle la Diète de Ratisbonne est appellée à concourir, j'ai fait, et chacun peut faire avec moi, les réflexions suivantes.

Le cas de folie excepté, *personne ne commet un crime, s'il ne peut espérer d'en retirer quelque avantage.*

Personne ne s'expose aux risques d'un éclat, s'il peut atteindre son but d'une autre manière, en se dérobant à l'attention du public.

Nier la vérité de ces principes, ce seroit vouloir changer la nature même de l'homme ; qu'on en fasse donc l'application à l'assassinat qui s'est commis près de Rastadt. Ne veut-on que

calomnier., ces principes sont inutiles.
Veut-on raisonner de sang-froid, ils
sont indispensables. Qui jamais a commis un grand crime, un crime à combinaisons, sans y être déterminé ou
entraîné par un intérêt au moins appa-
rent ?

Quel intérêt auroit eu l'Autriche à
faire assassiner les Ministres François ?
Qu'un homme de sens, s'il en a le
courage, se charge d'indiquer cet intérêt, quelqu'il soit ! Mais d'un bout de
l'Europe à l'autre, on se fait envain
cette question, elle reste sans réponse.
Qu'on se demande, au contraire, quel
intérêt l'Autriche n'auroit-elle pas eu
à empêcher cet attentat ; tout le monde
peut satisfaire à cette question. C'est

donc sans aucun intérêt qu'une grande Cour auroit fait commettre un grand crime. Calomniateurs, ne soyez pas en contradiction avec les procédés éternels du coeur humain, si vous voulez que l'on vous en croie! . . .

Pouvoir compter trois hommes de moins dans les rangs des Jacobins, ou faire disparoître trois hommes importans dans les affaires politiques de l'Europe, ne seroit ce point là un intérêt suffisant! — Et que peut faire à l'Autriche, qu'il y ait en France deux ou trois Jacobins de plus ou de moins? Ceux-ci n'existant plus, en manque-t-on d'autres? En voilà deux d'assassinés: les affaires sont-elles changées,

le nombre des agens du Directoire est-
il épuisé?

Mais les assassinés n'étoient-ils pas
d'une telle importance et d'une si grande influence, que leur mort dût faire
naître un nouvel ordre de choses, dé-
cider le sort de l'Allemagne ou de la
France, et changer l'équilibre politique de l'Europe? Eh, non certes,
ils n'étoient rien de tout cela. Agens,
comme mille autres, d'un pouvoir ab-
solu, inconnus avant leur mission, igno-
rés après l'avoir remplie, c'étoit dans
le corps législatif qu'on alloit, tous les
trois, et les perdre de vüe et les ou-
blier. S'ils étoient si importans, les
voilà tués; quel changement est-il
donc survenu? Des hommes impor-

tans! où sont-ils? La Guyanne peut en récéler, mais où les trouve-t-on en France? Qu'on y cite un seul homme en place, sans en excepter les membres du Directoire, qui, disparaissant aujourd'hui, n'ait pas demain son Sosie pour le remplacer. Jean de Brye a succédé à Treilhard, Sieyes à Rewbell.... et ainsi des autres.

Mais l'enlévement des papiers de la légation Françoise, mais connoître les grands secrets du Directoire; le voilà trouvé le motif de l'assassinat! — Les secrets du Directoire! Ils courent les rues; jamais politique ne fut plus facile à deviner que la sienne, il n'y met pas tant de façon. Cet intérét de l'enlévement des papiers est une raison, à donner à des enfants, ou à des hommes sans expérience. La politique du Directoire est dans sa position ; sa position lui commande la guerre, il doit s'en tenir là, ou se resoudre à succomber. Toutes ses instructions découlent des mêmes principes. Qu'est-il besoin, pour les connoitre, d'enlever des papiers ? On peut les lire dans Machiavel. Même but, la ruine des états voisins, et le maintien d'un pouvoir usurpé : mêmes maximes, une tyrannie sans bornes. — Qu'un homme quelconque un peu au fait de ces matières, s'amuse à rediger des instructions telles que le Directoire devoit en donner à ses Ministres à Rastadt ; sans s'en douter, il aura presque copié les véritables. — Parlez sans cesse de notre desir d'amener la paix, mais gardez toujours quelques prétentions en reserve, pour la faire échouer. Empêchez l'union dans les mesures des Princes d'Allemagne, en les égarant sur leurs véritables intérêts. Bercez les tour à tour, de vaines espérances, pour les isoler. Promettez aux crédules, et menacez les foibles. Ne craignez pas la force des engagemens ; les circonstances les délient. Si l'on vous cite des conventions auxquelles vous n'ayez rien à repliquer, la matière n'est plus de votre compétence. Dirigez les frères et amis en Souabe. Enfin, préparez, surveillez le moment où l'Allemagne, comme l'Italie, verra tous les diadémes de ses Princes changés en autant de bonnets de Jacobin. Les voilà tran-

scrits, mot pour mot, ces fameux papiers! Pour découvrir ce que tout le
monde sait par coeur, avoit-on besoin
de commettre un assassinat?

Mais enfin les archives de la légation Françoise renfermoient peut-être
des secrets plus importants; on a pu,
du moins, le croire, et vouloir les arra-
cher à tout prix! — Dans ce cas même,
parmi cent autres expédients, en se-
roit-on venu à un meurtre? Ce n'est
pas une plaisanterie que l'assassinat
de trois ministres quittant un congrès
de paix! N'y auroit-il pas eu quelque
moyen tout aussi sûr, et plus conforme
aux ruses de la diplomatie, d'avoir ces
mysterieux papiers? Dans ce genre, l'or
et l'adresse créent des miracles. Lisez

l'histoire : que de secrets découverts,
sans effusion de sang! Que de papiers
soustraits ou communiqués, sans meurtre! Il n'est que trop vrai de dire que
ces tours là, quand un gouvernement
veut s'en mêler, ne sont qu'un jeu,
demandez le au Directoire. — Toute
corruption même mise à part, on arrête
les gens par erreur, on enléve leurs
papiers par excès de zéle, on fait des
excuses, quand on a tout lu. L'on s'en
plaint, c'est fort bien; mais de ce tour
là, à l'épouvantable assassinat de Rastadt, il y a mille lieues de distance.
Pauvres ignorants que nous sommes!
Chaque jour les gouvernemens se vo-
lent leurs secrets, et n'assassinent pas.

N'importe, répéte la calomnie; c'est

la Cour de Vienne qui a ordonné, préparé et combiné le meurtre des Ministres François. — Voyons donc ces savantes combinaisons ; tâchons de découvrir, si en effet les habiles moyens qu'on a employés répondent à ceux qu'un gouvernement auroit été capable de prendre.

Le crime est commis à deux cent pas d'une ville, à la lueur des flambeaux, et presque sous les yeux des habitants de Rastadt, où, dix minutes après, cet événement cause une rumeur générale. Les assassins sont au nombre de plus de cinquante. Ils portent, dit-on, un habit militaire ; et cet uniforme est celui d'un corps de troupes de l'Empereur. Certes, voilà les agens du crime bien déguisés, leur nombre bien circonscrit, le lieu du meurtre bien choisi ! — Pour en ensevelir du moins l'horrible secret, tous les voyageurs, sans doute, vont périr ! Non, deux personnes seulement sont tuées. — Quoi ! tous les autres témoins de l'assassinat retournent paisiblement à Rastadt ! Tous ; pour y déclarer dans l'instant même ce qu'ils ont vu ; pour y remuer toutes les passions, et accélerer toutes les recherches : combinaison profonde en effet, et digne de toutes les autres ! — Mais une demie heure avant le départ des ministres, un commandant Autrichien ne les avoit-il pas requis de partir dans vingt-quatre heures ? Et quand ils se sont présentés aux portes de la ville, ne les y a-t-on pas retenus

pendant une demie heure, parcequ'il
falloit donner le temps aux assassins
de se préparer? Autre précaution ad-
mirable, comme toutes celles qui précé-
dent! Oh l'excellente finesse!-- Et c'est
ce tissu de sottises que vous attribuez
à la Cour de Vienne! Et un gouvernement, dans une occasion si impor-
tante, n'auroit pas mieux évité ce qui
pouvoit le compromettre! Taisez-vous
imposteurs, vous n'avez jamais cru
vos propres calomnies.

Peut-être, à force de grands exem-
-ples, sommes-nous devenus en France
plus habiles, en fait d'attentat, qu'on ne
l'est dans les autres pays. On n'imite-
roit nulle part, je le sçais bien, nôtre
savante proscription de fructidor;
mais, depuis ces meurtres tellement

insensés, qu'on ne les punit que par les petites maisons, jusqu'au vulgaire pillage de nos voitures publiques, je défie qu'on me cite un crime aussi bête que l'assassinat de Rastadt. Danican a eu raison d'en faire une répudiation é-clatante: quiconque, en effet, ne rou-giroit pas d'en être l'auteur, devroit mourir de honte de l'avoir fait si sot-tement exécuter.

Enfin les stupides combinaisons qui caractérisent cet événement m'ont tellement frappé dans un sens inverse des argumens du Directoire, que bien loin de dire, comme lui, que l'Autri-che a ordonné l'assassinat, puisque les meurtriers portoient l'uniforme de cette puissance, j'en tire cette consé-

quence contraire et d'une évidence
irréplicable, que si des soldats de l'Autriche sont au nombre des coupables,
l'Autriche, qui n'auroit jamais choisi
de tels agens, n'a donc aucune part à
l'assassinat. — Jugeons le Directoire
comme il juge les autres. Nos routes
sont infestées par des brigands, la
pluspart habillés en soldats. En plein
jour, et dans nos plus grandes villes,
des voleurs déguisés en patrouilles
pénètrent dans les maisons, et en vo-
lent les habitans; des magistrats ont
été tués par les conscrits, des Généraux ont été massacrés par leurs soldats : Directoire ! ces voleurs, ces assassins, portoient aussi ton uniforme; ces
vols, ces meurtres, les as-tu donc tous
ordonnés?

Il est cependant à remarquer que les absurdes combinaisons de cet assassinat de Rastadt, si inexplicables, quand on veut les imputer à la Cour de Vienne, ne seroient plus tout à fait si maladroites, si les véritables Auteurs du crime n'avoient voulu que compromettre cette Cour par ces premières et grossières apparences qui fixent d'abord les soupçons de la multitude. La circonstance du lieu, le nombre des agens, le choix de l'uniforme, tout alors se concevroit plus aisément.

Ne poussons pas trop loin cette argumentation épineuse. Mais puisque nous avons fait à la conduite de l'Autriche l'application de ce principe que personne ne commet un crime, s'il ne peut espérer d'en retirer quelque avantage, fesons subir la même épreuve au Directoire.

Depuis long temps le peuple François est fatigué d'une guerre ruineuse qui centuple et qui perpétue les malheurs de sa ruineuse révolution. Attendez la paix, lui disent ses Directeurs; il l'attend donc, mais avec ardeur, avec impatience, et le Congrès de Rastadt fesoit tout son espoir. Le moment étoit donc arrivé où l'on ne pouvoit plus se dispenser d'apprendre à ce même peuple comment la rupture des négociations étoit survenue, comment cette paix si souvent promise et si vivement desirée avoit de nouveau trompé son attente, malgré la condescendance de la Députation de l'Empire poussée si loin qu'elle avoit plus d'une fois embarrassé la mauvaise foi de la légation Françoise, en devançant tous ses desirs, en épuisant tous ses prétextes. — Dire à ce peuple la vérité; lui représenter la paix comme incompatible avec l'existence du Directoire, le retour des armées, comme dangereux à sa puissance, et les distractions de la guerre, comme indispensables, pour détourner l'attention des François de l'administration intérieure : de tels aveux étoient impossibles. — Affirmer que le Directoire avoit sincèrement desiré la paix, et que c'étoit l'Autriche qui avoit voulu la guerre, l'Autriche qui s'obstinant à négocier et à espérer nous avoit fait

croire que tant de bonnefoi n'étoit
qu'impuissance, que tant de foiblesse
nous permettoit de tout oser : ce systé-
me de justification ne pouvoit pas non
plus se soutenir. Bonnier et Roberjeot
étoient là ; et d'un mot, ces irrécusa-
bles témoins des négociations de Rastadt pouvoient perdre le Directoire.
Ils n'avoient qu'à dire : voilà vos inten-
tions et votre but, la marche insidieuse
que vous nous avez prescrite, les tor-
tueuses maneuvres dont vous nous
avez rendus les instrumens ; c'est vous
qui ne vouliez pas la paix. Que devenoi-
ent alors les hypocrites déclamations
du Directoire sur l'affligeante nécessité d'une guerre qu'on le force, dit-il,
de recommencer ?—Eh bien, c'est dans
ce cruel embarras qu'un miracle inat-

tendu s'opere en sa faveur ; ces témoins si formidables pour nos Directeurs sont rendus muets ; le tombeau recele à jamais le secret de ces instructions mystérieuses, dont la divulgation les fesoit trembler ! Ils peuvent de nouveau, sans crainte, amuser le peuple par tous les mensonges qu'il leur plaira d'imaginer, se dire les meilleures gens du monde, les hommes les plus modérés, les plus pacifiques, et les moins guerroiants, qui jamais aient existé.

Dira-t-on que Jean de Brye n'est pas mort ? Mais ce n'est pas ce témoin que le Directoire pouvoit redouter. L'homme qui a dit à la tribune qu'il voudroit que tous les Souverains n'eussent qu'une tête, pour l'abbattre d'un coup; celui qui a proposé de créer une légion de Régicides, et qui vouloit entrer dans cette honorable milice, un tel homme a fait ses preuves, et le Directoire connoit ses gens. Aussi Jean de Brye vit-il encore, et c'est pour servir le Directoire. Que des assassins bien intelligens l'eussent épargné, cela se conçoit. Qu'un Gouvernement étranger eut assez mal connu l'importance des victimes pour laisser échapper celle là ; on auroit de la peine à le comprendre. Mais n'a-t-il pas reçu des coups de sabre ? — Quand on fait tant que de commander un assassinat, on ne dit pas d'égratigner ; on ordonne de couper des têtes.

Dans la fâcheuse position où se trouvoit le Directoire, faire disparoître Bonnier et Roberjeot, c'étoit donc le service le plus signalé qu'on pouvoit lui rendre. Doit-on en conclure que ce grand intérêt fait porter sur lui les soupçons de l'assassinat ? Non, sans doute. Mais à plus forte raison ne doit-on pas l'imputer à ceux qui n'auroient eu aucun intérêt à le commettre, qui même, en raison de la haine qu'ils nous portent, auroient eu un grand intérêt à l'empêcher.

Tout soupçon, au reste, est une idée spontanée dont il est souvent bien difficile de se rendre compte. Mais s'il étoit certain, par exemple, que Bonnier et Roberjeot, se lassant du rôle qu'on leur fesoit jouer, avoient montré quelque opposition aux mesures du Directoire : si chargés de rallumer la guerre, ils avoient essayé par leurs observations d'en faire pressentir le danger, ou d'en retarder l'explosion : s'il étoit encore permis de supposer ou qu'on leur avoit envoyé d'ici certaines instructions comme étant le vœu de tout le Directoire, mais dont quelques Directeurs seulement avoient connoissance ; ou bien qu'une partie de leur correspondance tendant à écarter la guerre avoit été cachée, à leur insçu, à une partie des Directeurs : dans toutes ces hypotheses, combien leur retour à Paris, combien les éclaircissemens qui en auroient été la suite, n'auroient-ils pas été redoutables pour telle faction des gouvernants, pour tel Ministre attaché à cette faction ! — Et remarquez que la guerre venoit de commencer par des revers ; que Bonnier et Roberjeot auroient eu le plus grand intérêt à prouver qu'ils ne l'avoient pas conseillée ; et que mettant en opposition, pour se justifier, et les ordres qu'ils avoient reçus, et leurs objections avant de les suivre, ils se seroient nécessairement adressés à tels membres du pouvoir exécutif qui, pour la première fois, auroient entendu parler de ces pièces. Quelle catastrophe ! Elle étoit inévitable . . . l'arrêt de mort de Roberjeot et de Bonnier pouvoit seul la prévenir. — Est-ce une nouvelle raison de croire que le projet de l'assassinat a été formé en France ? Non , encore une fois. Le Directoire n'en est pas plus l'auteur, que la Cour de Vienne. Le premier, j'aime à le croire, n'auroit pas eu l'audace de le commettre, ni celle-ci la complaisance d'aider à ce point son implacable ennemi.

Le Directoire en effet, outre la nécessité d'écarter des témoins dangereux à son repos, devoit encore retirer de cet assassinat un de ces avantages inappréciables auxquels il a dû jusqu'à présent sa puissance. Toutes les grandes époques de la révolution ont été précédées de quelque mouvement violent que des chefs adroits sont parvenus à communiquer à la masse du peuple ; le premier armement de la

France, l'attaque de la Bastille, la journée du 10. Août, la levée en masse pour se porter aux frontières, n'eurent pas d'autre cause. Une nation impétueuse et crédule, un événement qui fournisse le moyen d'enflammer la multitude, et des chefs exercés à l'exalter, il ne faut pas d'autres données pour appliquer à la politique le probleme du levier d'Archimede avec lequel on ébranleroit le monde. Mais la tyrannie avoit éteint l'enthousiasme. Mais une guerre sans terme, des malheurs sans fin, des impots sans bornes avoient affaissé les esprits. La guerre n'étoit plus que la cause isolée d'un Directoire insatiable de conquêtes; et déja l'Autriche dont la patience avoit souffert l'envahissement de la Suisse et du Piemont, de Rome et de Naples, l'Autriche ne reprenant les armes à regret que pour repousser la guerre, avoit en France bien plus de partisans que d'ennemis. C'est alors que l'événement de Rastadt vient au secours du Directoire, comme un coup de théâtre. On veut la paix! Eh bien, qu'un hazard heureux nous fournisse un crime dont la juste vengeance rende la paix impossible! On s'intéresse à l'Autriche! Eh bien, représentons la comme un gouvernement assassin; et que Jean de Brye commence son rôle!

Le voilà, quoique blessé grievement aux bras, grimpant sur un arbre, s'acheminant le lendemain à Rastadt, y racontant ses malheurs, et arrachant plus de larmes aux bons Allemands, qu'il n'en fera couler en France. Ici l'attendent, et le fauteuil du conseil du 500, où il renouvellera ses pathetiques déclamations, et des milliers d'orateurs, mis en requisition pour le seconder. On compte sur un grand effet parceque rien n'agit aussi fortement sur la multitude que des scènes d'horreur; et, fiez vous en à nos meneurs, aucune invention n'est oubliée, pour lui représenter le meurtre de Rastadt sous les formes les plus capables de l'enflammer. Prose et vers, tout est distribué gratis. Des fêtes funéraires, on passe aux théâtres. On ne voit partout que ciprès, véritables arbres de la liberté; on n'entend que cris de vengeance, mais que chacun applique à son gré. A-t-on fait tant de bruit pour les cent mille victimes de Carrier et de Roberspierre? A-t-on montré cette apparente douleur, pour deux cent mille soldats que la guerre a moissonnés? Ces réflexions ne se font que tout bas. Cependant l'enthousiasme gagne quelques têtes; on arrache des sermens aux malheureux conscrits; et les membres du Directoire, riant entre eux de la crédulité publique, se félicitent en secret de ce que le hazard les a si bien servis. Certes, si le succès n'est pas complet, ce n'est par leur faute. L'idée pourtant n'étoit pas neuve: ils vouloient en venir à ce *Crescendo* de la calomnie dont parle Bazile, et qui finit par se changer en chorus universel.

Un autre *Crescendo* s'éleve contre le Directoire, c'est celui du sens commun. Cette voix lui crie d'un bout de l'Europe à l'autre : vous aurez la paix, quand vous le voudrez. Mais si le doux amusement de la guerre vous est nécessaire, faites la du moins avec vos soldats, et non pas avec vos journalistes ; battez vous de votre mieux, mais ne calomniez pas. Vous prétendez recommencer les Grecs et les Romains : ces peuples ne fesoient pas la guerre avec des libelles. Prenez y garde ; vous n'avez le pouvoir souverain que depuis cinq ans, et déja vos injures adressées à tous les Gouvernemens rempliroient plus de volumes, que l'antiquité n'a laissé d'ouvrages.   Le mensonge est-il un des ressorts de votre puissance; publiez que vous êtes partout vainqueurs, et changez pour cela toutes vos défaites en victoires. Mais parcequ'il est permis de mentir dans ce sens là, n'allez pas accuser vos ennemis d'être des assassins; tout a des bornes, la crédulité, comme la calomnie; et les calomniateurs sont en horreur sur toute la terre. Chaque époque de notre révolution a eu son caractère particulier. On dira de telle année de notre récente République que le gouvernement fut cruel; de telle autre, qu'il fut puissant; d'une autre, qu'il fut insensé: et de celle ci, qu'en dira-t-on? Qu'il se rendit ridicule par son mépris pour

la raison et le bonsens des autres Na-
tions. Or, François, vous savez tous
où mene le ridicule.

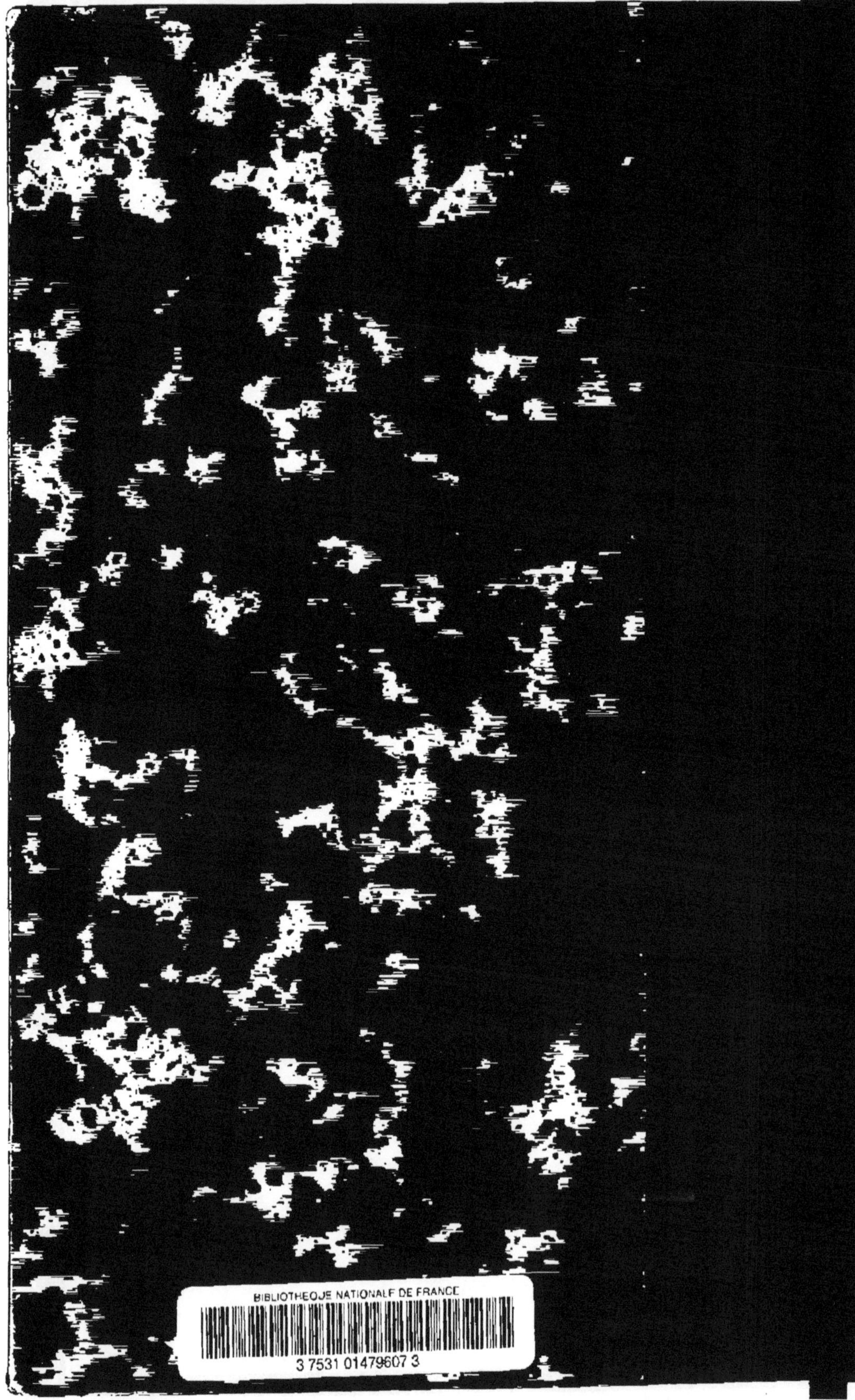